Devi Raman
S. Keerthiga

Assimilação de colesterol mediada pela microbiota intestinal

Devi Raman
S. Keerthiga

Assimilação de colesterol mediada pela microbiota intestinal

ScienciaScripts

Imprint

Cover image: www.ingimage.com

This book is a translation from the original published under ISBN 978-620-8-41764-2.

Publisher:
Sciencia Scripts
is a trademark of
Dodo Books Indian Ocean Ltd. and OmniScriptum S.R.L publishing group

120 High Road, East Finchley, London, N2 9ED, United Kingdom
Str. Armeneasca 28/1, office 1, Chisinau MD-2012, Republic of Moldova, Europe
Managing Directors: Ieva Konstantinova, Victoria Ursu
info@omniscriptum.com

Printed at: see last page
ISBN: 978-620-8-55343-2

ASSIMILAÇÃO DO COLESTEROL MEDIADA PELO MICROBIOTA INTESTINAL

R. DEVI

S. KEERTHIGA

Índice

ASSIMILAÇÃO DO COLESTEROL MEDIADA PELO MICROBIOTA INTESTINAL

1. INTRODUÇÃO

Os locais do corpo humano como o intestino, a pele, o pulmão e a cavidade oral coexistem com uma variedade de microrganismos e combinações que incluem bactérias, vírus, fungos e leveduras[1]. [Alguns estudos estimaram que mais de 1000 microrganismos englobam dez vezes mais células e 100 vezes mais conteúdo genómico do que os seres humanos. Uma série de bactérias intestinais simbióticas com outros micróbios, conhecida como microbiota intestinal, é benéfica para a saúde do hospedeiro através dos seus metabolitos [2]. [2] O microbiota beneficia o ser humano no aumento da integridade intestinal, no enriquecimento do epitélio intestinal, na produção de energia, na defesa contra agentes patogénicos e na regulação da imunidade[3].

1.1 Espécies de microbiota intestinal e seu envolvimento na manutenção da saúde humana: O trato gastrointestinal (GI) dos seres humanos, com cerca de 250-400 metros quadrados de comprimento, funciona como a grande interface de ligação entre o ambiente externo e o corpo humano. Numa vida média de 75 anos de um ser humano, acredita-se que 60 toneladas de alimentos e milhões de microrganismos passam pelo trato gastrointestinal [4]. A microbiota intestinal é o termo coletivo dado a microrganismos como bactérias, eucariotas e archaea que fazem parte do habitat do trato gastrointestinal e que se acredita terem sofrido uma evolução juntamente com os hospedeiros para desenvolverem um benefício mútuo com os hospedeiros. Embora o sistema imunitário do hospedeiro reconheça os microrganismos como agentes patogénicos, a maior parte deles não são patogénicos por natureza e coabitam em simbiose com os seres humanos. Os benefícios do microbiota intestinal incluem a ajuda ao processo de fermentação dos alimentos, a produção de biotina, vitamina B12, ácido fólico, tiamina e vitamina K, para além de outros benefícios gerais no reforço das respostas de defesa e imunidade[5].

Firmicutes, Bacteroidetes, Actinobacteria, Proteobacteria, Fusobacteria e Verrucomicrobia são os principais filos que compõem o microbiota intestinal, entre os quais Firmicutes e Bacteroidetes são os mais abundantes. Candida, Saccharomyces, Malassezia e Cladosporium são os fungos comuns observados na microbiota intestinal humana. Os fagos e as archaea são os vírus mais frequentemente encontrados no microbiota intestinal[6]. [6] Estes comensais também ajudam no metabolismo de medicamentos e nutrientes no organismo do hospedeiro. A revelação da correlação clínica entre doenças gastrointestinais luminais, como as doenças inflamatórias intestinais (DII), a síndrome do intestino irritável (SII) e doenças metabólicas, como a diabetes, a obesidade e a alergia, e o microbiota intestinal levou os investigadores a concentrarem-se nesta área de investigação nas últimas décadas[7].

1.2 Teoria sobre o desenvolvimento do microbiota intestinal: O microbiota materno é o ponto de partida da exposição microbiana dos micróbios vaginais, como os lactobacilos, durante o nascimento de um bebé. Os bebés nascidos através de cesarianas e não amamentados adequadamente podem desenvolver uma colonização menos saudável e não diversificada, uma vez que colonizam estafilococos, Acinetobacter e bactérias adquiridas no hospital [8]. [8] O modo de parto é um fator importante que determina a composição do microbiota intestinal dos primeiros anos. A composição diversificada de espécies hospedeiras entre indivíduos baseia-se na variação topográfica e o padrão de ocupação é o nicho de habitat preferido no corpo do hospedeiro. Também está relacionado com o facto de esses bebés poderem desenvolver algumas doenças, como infecções do trato respiratório superior e inferior, doença celíaca e diabetes [9]. [9] Embora o microbiota intestinal seja igual ao da mãe no dia inicial, mais tarde a composição muda drasticamente com base na dieta, nos hábitos e no ambiente. Pensa-se que o microbiota intestinal amadurecido é estabelecido entre um e cinco anos de vida e depois mantém-se estável ao longo da vida, exceto em períodos patológicos. O padrão que influencia a diversidade da colónia é o modo de parto, a idade gestacional, o peso à nascença e a utilização de antibióticos no período pré-natal. [10] A figura 1 explica os factores que influenciam a microbiota na infância e na idade adulta.

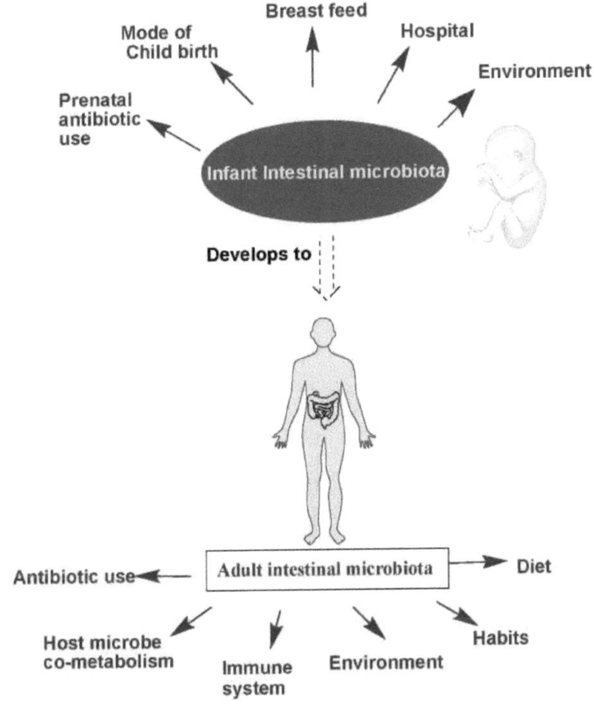

Figura 1. Factores que influenciam a microbiota intestinal durante a infância e a idade adulta

Os animais de estimação em casa e a dieta foram considerados factores importantes para a adição de colónias variadas. Os estudos estimaram que se tratava de anaeróbios e de mais de 1000 espécies pertencentes a 50 filos, entre os quais Bacteroidetes e Firmicutes eram os dominantes. O conjunto de genes do microbiota intestinal é 150 vezes maior do que o genoma humano, composto por 3 milhões de genes. A interação entre o microbiota intestinal e o sistema imunitário do hospedeiro começa logo desde o nascimento. Os micróbios e o seu genoma alteram o fenótipo metabólico do seu hospedeiro, influenciando assim o processo bioquímico e a vulnerabilidade ao desenvolvimento de doenças no corpo do hospedeiro[11]. O microbiota é importante para o desenvolvimento do sistema imunitário do hospedeiro, o que também determina a composição do microbiota. Esta comunicação constante entre o sistema imunitário do hospedeiro e a composição microbiana é conseguida através de um conjunto de vias de sinalização inteligentes[12]. Estas interações químicas alteram a função do intestino, dos músculos, do fígado e dos órgãos cerebrais do hospedeiro através de uma variedade de eixos hospedeiro-micróbio[13,14]. [13,14] A via multifacetada de interação química específica a nível celular entre o hospedeiro e os micróbios é definida como eixo metabólico hospedeiro-micróbio. O genoma bacteriano modula as reacções metabólicas do hospedeiro, dá origem a substratos originados pelo metabolismo combinatório através da produção de contribuintes essenciais para a saúde do hospedeiro, como a colina, os ácidos biliares e os ácidos gordos de cadeia curta (AGCC)[15]. [15] Pelo contrário, estes metabolitos também alteram o fenótipo metabólico do hospedeiro, aumentando o risco de desenvolvimento de doenças. A boa expetativa de saúde a longo prazo está altamente dependente da ligação entre o microbiota intestinal e o sistema imunitário do hospedeiro. O microbiota intestinal metabolicamente e biologicamente estável ao longo da idade adulta está sujeito a alterações de acordo com as influências das pressões ambientais e/ou por alterações da dieta, aumentando assim o risco de deterioração da saúde e de desenvolvimento de doenças[16]. [16] O repertório metabólico das colónias de micróbios inclui o suplemento de enzimas que não estão codificadas no genoma humano. A síntese de vitaminas e a capacidade de decompor polifenóis e polissacáridos são exemplos do papel alargado dos micróbios no metabolismo do hospedeiro. Principalmente, a evidência do metabolismo e do microbiota com a ingestão alimentar e a ligação com o impacto nos benefícios para a saúde são amplamente estudados através de vários tipos de investigação que envolvem incubações fecais humanas e modelos intestinais. Estudos comparativos observacionais de fezes de seres humanos saudáveis e doentes revelam que o microbiota desempenha um papel importante na etiologia, fisiopatologia e prognóstico de doenças gastrointestinais, nomeadamente diarreia induzida por antibióticos, cancros gastrointestinais, síndrome do intestino irritável (SII) e doença inflamatória intestinal (DII). Algumas das conclusões do estudo abrem caminho aos investigadores para encontrarem vias de ligação entre o microbiota e o desenvolvimento de doenças como a obesidade e a diabetes.

1.3 Métodos actuais para estudar a microbiota intestinal: O isolamento do ADN é normalmente efectuado com as amostras de fezes do indivíduo recolhidas. O esforço extenuante reside nas técnicas de cultura convencionais que são utilizadas para isolar, identificar e enumerar os microrganismos. As amostras têm de ser preservadas das condições ambientais, congelando-as imediatamente ou por qualquer meio, utilizando protocolos universitários. É possível isolar muitos microrganismos das amostras que estão congeladas, mas não é possível para as amostras às quais são adicionados fixadores [17]. Este processo está muito relacionado com outros estudos moleculares, como os estudos epidemiológicos, a expressão de genes e a descoberta de biomarcadores. Os investigadores dos domínios da epidemiologia e da microbiologia demonstraram nos seus estudos que doenças como as DII, o autismo e o cancro surgem devido a alterações ou interações imunitárias. [18,19]

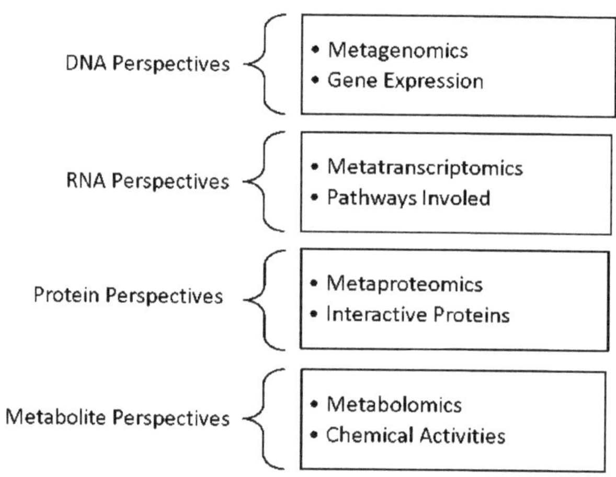

Figura 2. Técnicas moleculares avançadas para analisar as interações hospedeiro-microbioma

1.4 O papel do microbiota na saúde e nos processos biológicos humanos fundamentais: Estudos avançados recentes provaram que o microbiota humano é altamente responsável pela extração de nutrientes, assimilação, metabolismo e desenvolvimento da imunidade. Isto é conseguido através de numerosos e intrincados mecanismos bioquímicos. Enzimas distintas de genes multitarefa adaptáveis desempenham um papel primordial na via bioquímica do hospedeiro. Esta população saudável de microbiota intestinal é responsável pelo equilíbrio da saúde ou pela criação de doenças nos seres humanos, tal como ilustrado na figura 2. O trato gastrointestinal humano alberga vários micróbios que se calcula serem mais de cem triliões no corpo humano. Embora todas as relações entre a saúde e o microbiota ainda não tenham sido estudadas, estudos suficientes provaram que a biossíntese de vitaminas e a assimilação de aminoácidos dependem do microbiota intestinal [20]. Também ajuda o sistema imunitário do hospedeiro a ser ativo contra agentes patogénicos externos através da produção de proteínas antimicrobianas e ajuda internamente a mucosa intestinal, bem como o sistema imunitário desenvolvimento.

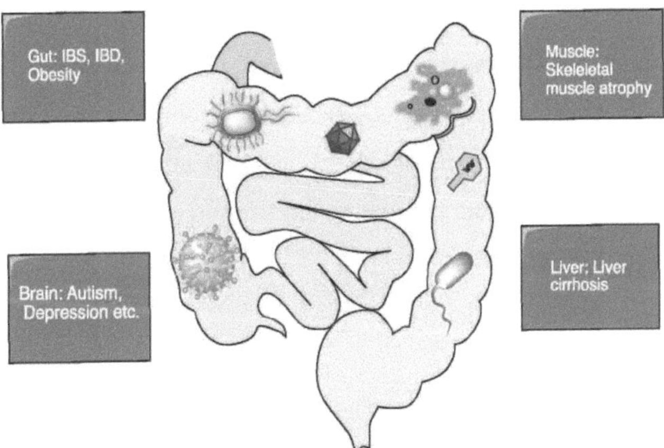

Figura 3. Doenças atribuídas à microbiota em várias regiões anatómicas

Um microbiota saudável, composto por bactérias, vírus e leveduras, conduz a funções fisiológicas saudáveis, o que significa que têm uma simbiose amigável, resiliência e estabilidade com o hospedeiro. O termo microbiota saudável é frequentemente referido como uma comunidade de microbiota com diversidade taxonómica, riqueza genética e núcleo estável. A distribuição relativa dos microrganismos difere de indivíduo para indivíduo e também se verificam variações no interior do indivíduo em determinadas circunstâncias fisiológicas influenciadas pela idade, pelo ambiente e, por vezes, por medicamentos como os antibióticos.

Observam-se diferentes populações microbianas em diferentes partes anatómicas do GI, por exemplo, as Enterobacteriaceae encontram-se no intestino delgado mas não no intestino grosso descendente, mas os anaeróbios Bacteroidetes são abundantes na natureza. [21,22] Isto confirma que o ambiente é essencial para a colonização de micróbios. As variações fisiológicas, como a concentração de bílis, o tempo de trânsito, o pH e o grupo etário, são importantes no caso dos padrões de distribuição espacial do microbiota. A diversidade do microbiota aumenta ao longo da idade, desde a infância até à idade adulta, mas começa a diminuir nos últimos anos de vida, especialmente a partir dos 70 anos. O microbiota da infância é dominado por Clostridium botulinum, clostridium coccoides, Akkermansia muciniphila e Bacteroides.

2. METABOLISMO DO COLESTEROL NO SER HUMANO:

O colesterol é uma molécula lipídica fundamental que é crucial para várias funções biológicas. É essencial para a manutenção da estrutura da membrana celular, servindo como precursor para a síntese de hormonas esteróides, ácidos biliares e vitamina D. No entanto, os desequilíbrios nos níveis de colesterol podem levar a problemas de saúde como a aterosclerose e as doenças cardiovasculares [23]. Este capítulo fornece uma análise aprofundada do metabolismo do colesterol, abrangendo a sua síntese, absorção, transporte, regulação e excreção [24].

1. A fase inicial deste processo é facilitada pela 3-hidroxi-3-metilglutaril (HMG)-CoA sintetase (HMGCS) no citoplasma, enquanto a fase subsequente ocorre no retículo endoplasmático. Assim, o retículo endoplasmático desempenha um papel crucial na síntese do colesterol [25].

2. A produção de colesterol inicia-se com acetil-CoA dentro da mitocôndria e é subsequentemente transferida para o citoplasma. Uma única molécula de acetil-CoA sofreu conversão ao lado de outra molécula de acetil-CoA, resultando na formação de HMG-CoA [26].

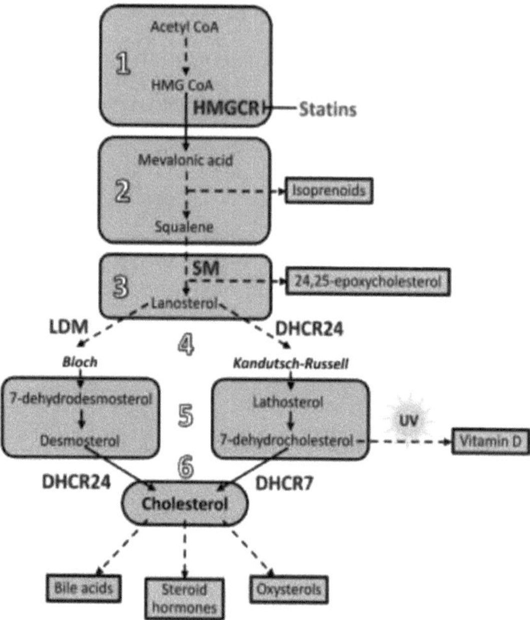

Figura 4. Via de síntese do colesterol

3. O mevalonato é fosforilado para formar pirofosfato de isoamilo. O pirofosfato de geranilo é um composto químico. A formação de produtos de condensação envolve a reação do iso-amil pirofosfato com o farnesil-pirofosfato.

4. A esqualeno sintase facilita a purificação do esqualeno ao catalisar a condensação do óleo em moléculas de farnesil pirofosfato. O lanosterol é sintetizado através da ciclização do esqualeno.

5. Em última análise, o lanosterol é submetido a uma série de 19 eventos químicos antes da sua conversão em colesterol. A fosforilação-desfosforilação, o fornecimento de metabolitos de esteróis e não esteróis e a ubiquitinação são mecanismos que regulam a atividade e os níveis de

HMGCR [27].

6. A enzima visada por um grupo de medicamentos conhecidos como estatinas é o foco farmacológico para diminuir os níveis de colesterol através da inibição da produção de colesterol. As estatinas actuam como inibidores competitivos da enzima HMGCR.

7. A ubiquinona e os polióis são compostos adicionais que servem de intermediários nos processos de transporte de energia e de glicoproteínas [28].

3. PAPEL DO MICROBIOTA INTESTINAL NO METABOLISMO DO COLESTEROL HUMANO:

O microbiota intestinal tem um impacto significativo no metabolismo do colesterol nos seres humanos. Tem um impacto nos níveis de colesterol de várias formas. A microbiota intestinal aumenta a degradação do colesterol e dos ácidos biliares, afectando consequentemente a absorção e a eliminação dos ácidos biliares [29]. Este processo perturba o equilíbrio dos níveis de colesterol no organismo. Certas bactérias nos intestinos reduzem os níveis de colesterol convertendo-o em prostanóis fecais, que não são absorvidos pelo organismo. Os ácidos gordos de cadeia curta também são sintetizados e verificou-se que afectam o metabolismo dos lípidos [30]. A disbiose intestinal é um distúrbio gastrointestinal caracterizado por alterações nos níveis de colesterol e nas vias metabólicas. Explorar a ligação entre a forma como o corpo processa o colesterol e os microrganismos no intestino pode levar a abordagens de tratamento inovadoras que aproveitem o microbioma intestinal para gerir doenças como o colesterol elevado e as doenças cardiovasculares. O microbioma intestinal tem cerca de 35 000 organismos distintos. O grupo é categorizado em quatro filos primários: Actinobactérias, Bacteroidetes, Firmicutes e Proteobactérias. As Firmicutes e as Bacteroidetes contribuem de forma significativa, representando 90% do total de espécies. As doenças intestinais têm um impacto no bem-estar do hospedeiro. Isto tem impacto nas actividades metabólicas, tais como a assimilação de nutrientes e a decomposição de substâncias químicas tóxicas [31]. A microbiota intestinal está sujeita a alterações na sua composição e função de acordo com vários factores, incluindo genética, atributos físicos, idade, dieta, estilo de vida e influências endógenas como a medicina. É vital sublinhar que a nutrição tem um papel significativo na causa de alterações nos intestinos. A presença de elementos alimentares saudáveis pode afetar a capacidade de sobrevivência das bactérias, modificando o seu crescimento e os processos metabólicos no sistema digestivo [32]. Os diferentes componentes intestinais observados em adultos e crianças sugerem que os intestinos têm necessidades diferentes durante as diferentes fases da vida. O microbiota intestinal tem um papel e controla o metabolismo do hospedeiro através de muitos metabolitos, incluindo ácidos gordos de cadeia curta (SCFA), ácidos gordos de cadeia ramificada (BCFA), hidrolase de sais biliares (BSH) e lipopolissacarídeo (LPS). Além disso, os ácidos gordos de cadeia curta (SCFA) e os ácidos gordos de cadeia ramificada (BCFA) têm uma função crucial neste processo, fornecendo nutrientes vitais ao sistema digestivo [33]. Os ácidos gordos de cadeia curta (AGCC) estimulam a proliferação e a especialização das células que revestem os intestinos, regulam os níveis de minerais no corpo e aumentam a absorção de ferro, cálcio e magnésio. A maioria dos ácidos gordos de cadeia curta (AGCC) consiste em acetato (Ac) e butirato (Bu), no entanto, alguns AGCC também contêm quantidades notáveis de propionato (Pr), valerato (Va), caproato (Ca) e ácido isobutírico [34]. As endotoxinas de bactérias Gram-negativas representam dez por cento de todos os SCFA LPS. A vitamina D serve de precursor para a produção de hormonas (esteróides) e ácidos biliares. A maior parte do colesterol no corpo é lipoproteína devido à sua incapacidade de se dissolver na água. A manutenção da homeostase do colesterol é crucial para o bom funcionamento do organismo. Os níveis elevados de colesterol, também designados por hipercolesterolemia, são reconhecidos como um fator que contribui para o desenvolvimento da aterosclerose e das doenças cardiovasculares [35]. No entanto, os níveis elevados de colesterol também podem apresentar riscos para a saúde, incluindo o potencial para acidentes vasculares cerebrais hemorrágicos e taxas de mortalidade mais elevadas relacionadas com doenças cardíacas [36]. [36]. A substância é reconhecida pelas suas quantidades significativas de polifenóis, esteróis vegetais (PS) e ácidos gordos polinsaturados (PUFA), que promovem a proliferação de microrganismos vantajosos. Estudos recentes demonstraram que o ácido decafeoilquínico (DCQA), presente no chá de tofu, tem a capacidade de promover a proliferação de microrganismos que produzem ácidos gordos de cadeia curta (SCFA). É utilizado para regular os níveis de colesterol. As substâncias bioactivas naturais possuem caraterísticas anti-inflamatórias e descongestionantes, que são cruciais na prevenção e tratamento de várias doenças [37]. Ao incorporar estas substâncias naturais em abordagens destinadas a modificar o metabolismo do colesterol através da manipulação da microbiota intestinal, podem abrir-se novas possibilidades terapêuticas para os seres humanos.

4. EVIDÊNCIAS SOBRE A MICROBIOTA INTESTINAL NO METABOLISMO DO COLESTEROL :

A história e os estudos científicos estabeleceram uma correlação entre a flora intestinal humana e o processo de metabolismo do colesterol. Eis alguns pontos dignos de nota:

4.1 Metabolismo dos ácidos biliares: Ao longo da história, o microbiota intestinal tem tido um impacto significativo no processo de metabolismo dos ácidos biliares. A bílis é sintetizada a partir do colesterol no fígado, armazenada na vesícula biliar e subsequentemente enviada para o intestino delgado com o objetivo de ser digerida. Por exemplo, estudos demonstraram que bactérias como os lactobacilos podem elevar os níveis de colesterol em laboratório. Esta ligação implica que estas bactérias têm a capacidade de diminuir os níveis de colesterol, ligando as moléculas de colesterol às suas membranas celulares. Especificamente, foi demonstrado que o propionato impede a produção de colesterol no fígado. Estes resultados indicam que o consumo de fibra alimentar pode potencialmente aumentar a formação de ácidos gordos de cadeia curta (AGCC) e regular os níveis de colesterol [38].

4.2 Hipercolesterolemia: Existem dados históricos que mostram uma ligação entre desequilíbrios na microbiota intestinal (disbiose intestinal) e doenças metabólicas, tais como níveis elevados de colesterol no sangue (hipercolesterolemia). A disbiose eleva os níveis de colesterol através da modificação do metabolismo dos ácidos biliares, da indução de inflamação e do aumento da permeabilidade intestinal. O impacto dos probióticos nos níveis de colesterol. Certos probióticos, como o Lactobacillus acidophilus e o Bifidobacterium longum, têm a capacidade de reduzir os níveis de colesterol LDL e de colesterol total nas pessoas.

Estes resultados sublinham a possível função terapêutica dos probióticos na regulação dos níveis de colesterol . Estes processos envolvem o controlo dos níveis de colesterol intestinal, a transformação do colesterol em coprostanóis (uma forma não ativa) e a gestão do metabolismo lipídico através de metabolitos microbianos [39].

4.3 Investigação realizada em seres humanos: Defender o envolvimento das bactérias intestinais no processo de metabolismo do colesterol. Um estudo de 2015 publicado na revista Nature Communications demonstrou uma correlação entre as bactérias intestinais e os níveis de colesterol no sangue em adultos. Um estudo de 2019 publicado no Journal of Lipid Science descobriu que as bactérias intestinais controlam os níveis de colesterol influenciando a via dos ácidos biliares [40]. A importância crucial do metabolismo do colesterol oferece uma compreensão valiosa das abordagens terapêuticas para regular os níveis de colesterol por meio de modificações na dieta, probióticos e outras terapias envolvendo microorganismos.

5. VIAS DO METABOLISMO DO COLESTEROL:

Estudos epidemiológicos estabeleceram uma correlação entre as doenças cardiovasculares e os níveis elevados de colesterol. As doenças cardiovasculares são a principal causa de mortalidade e incapacidade nos países em desenvolvimento e prevê-se que mantenham esta situação até 2030.

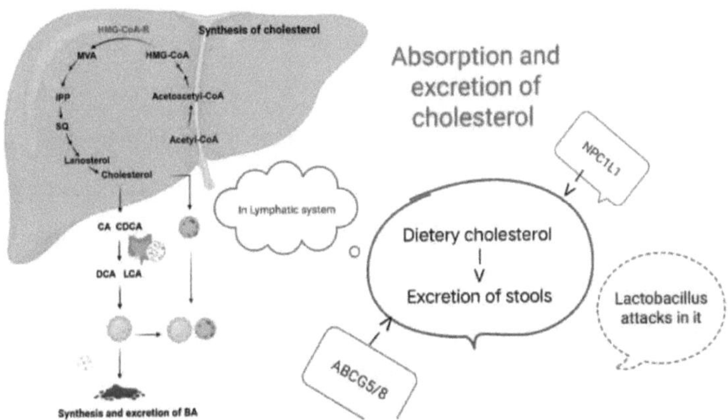

Figura 5. Vias do Metabolismo do Colesterol

O processo de produção de colesterol engloba uma gama diversificada de processos enzimáticos. A conversão de acetil-CoA em mevalonato (MVA) ocorre através de uma série de processos diversos. Este processo implica a incorporação de duas moléculas de acetil-CoA no acetil-CoA. Reage com moléculas adicionais de acetil-CoA e é facilitado pela enzima HMG-CoA sintetase (HMG-CoA-S) para produzir a enzima HMG-CoA. O medicamento diminui o AMIU através da inibição da HMG-CoA redutase (HMG-CoA-R), uma enzima que desempenha um papel crucial na regulação da síntese do colesterol e dos seus derivados. O AVM é transformado enzimaticamente em pirofosfato de isopentenilo (IPP) através da ação da mevalonato quinase (MK), da fosfomevalonato quinase (PMK) e da mevalonato difosfato descarboxilase (MDD). A enzima IPP catalisa a conversão da molécula de esqualeno (SQ) de 30 a 100 carbonos em vários derivados esteróides através de reacções de condensação. O esqualeno (SQ) é convertido em 2,3-hidroxiesqualeno (OS) através da oxidação pela enzima esqualeno monooxigenase (SM). O OS é subsequentemente ciclizado em lanosterol pela enzima oxisqualeno ciclase-lanosterol sintase (OSC) [4144]. Após o processo químico, o lanosterol é convertido em colesterol. A transformação do lanosterol em colesterol é um processo complexo que engloba múltiplas reacções enzimáticas, e a sua estrutura e mecanismo permanecem ambíguos [45]. A dieta ocidental inclui normalmente uma ingestão de colesterol que varia entre 300 e 500 mg por dia. Destes, uma quantidade de 800 a 1200 mg está presente na bílis, enquanto uma quantidade adicional de 300 mg está localizada no epitélio da mucosa intestinal. O processo de absorção do colesterol começa no estômago, onde os ácidos biliares emulsionam o colesterol e depois entram no intestino delgado, resultando na formação de micelas. Além disso, apenas o colesterol mau tem a capacidade de criar micelas [46]. A proteína Niemann-Pick tipo C1 (NPC1L1) interage com as micelas, que são cruciais para a absorção do colesterol, e facilita o transporte das micelas para as células epiteliais intestinais. A NPC1L1 localiza-se principalmente na membrana apical das células epiteliais intestinais. Depois de o colesterol ser absorvido pelas células epiteliais intestinais, sofre esterificação para formar éster de colesterilo (CE) por ação da acil-CoA: colesterol aciltransferase 2 (ACAT2) no retículo endoplasmático. As proteínas microssomais de transferência de triglicéridos (MTPs) convertem os ésteres de colesterilo (CEs) em quilomícrons (CMs). Estes quilomícrons viajam subsequentemente através das artérias e veias para chegar ao fígado [47]. Existem duas formas de enzimas ACAT que foram encontradas em mamíferos: ACAT1 e ACAT2.

A ACAT1 está presente em numerosos órgãos, enquanto a ACAT2 está localizada especificamente nas células epiteliais intestinais e nos hepatócitos. A MTP é uma proteína de transporte de lípidos que desloca a EE do retículo endoplasmático para a recém-criada lipoproteína apoB, causando potencialmente a formação de agregados de CM. A apoB influencia principalmente o transporte e o metabolismo do colesterol e dos triglicéridos. Em vez disso, o colesterol é transportado para o lúmen ileal através da ligação do ATP aos transportadores de cassetes G5 e G8 (ABCG5/8). Este transportador encontra-se nas células dos canais hepáticos e contribui igualmente para a acumulação de colesterol. 0,5 gramas de colesterol por dia são convertidos diretamente em ácidos biliares (BA) e depois eliminados através das fezes. Além disso, a parte restante é descoberta nas fezes no seu estado não esterificado. CYP27A1 (esterol 27-hidroxilase) e CYP7A1 (colesterol 7-hidroxilase) são enzimas encontradas no fígado que facilitam o processo de 27-hidroxilação e 7-hidroxilação do colesterol [48]. Isto é conseguido através da introdução de ácidos biliares e ácido cólico (CA) no colesterol. Trata-se de uma mistura de bílis com glicina (Gly) ou taurina. Alguns ácidos biliares sofrem 7-desidroxilação no intestino, resultando na formação de ácidos biliares secundários, como o ácido desoxicólico (DCA) e o ácido litocólico (LCA). Tanto os ácidos biliares primários como os secundários sofrem uma absorção parcial no íleo e são subsequentemente transportados de volta para o fígado através do sistema venoso portal. Devido ao facto de não ser solúvel, o ACV não é frequentemente bem absorvido. Os esteróis ácidos são o resultado da excreção de ácidos biliares não absorvidos nas fezes.

Tabela 1. Papel das espécies microbianas no colesterol por via metabólica

Microbial Species	**Role Of Microbial Species**	**Metabolic Pathway**	**Effect Produced on Cholesterol**
Lactobacillus species	Its primary output consists of Short-chain fatty acids (SCFAs)	Dietary fibres undergo fermentation using this metabolic process	Reduction in LDL cholesterol levels
Clostridium species	Secondary bile acids are derived from primary bile acids	The process of 7α-dehydroxylation takes place	Cholesterol excretion experiences a rapid and significant increase
Eubacterium species	Metabolism refers to the chemical processes that occur within an organism to maintain life and support its functions	Metabolized into bile acids via the rout	The levels of cholesterol are influenced by alterations in the pool of bile acid
Bacteroides species	Bile acid is present in it, and deconjugation of bile acid happens	The activity of bile salt hydrolase (BSH) was observed to be elevated	Cholesterol absorption was decrease
Bifidobacterium species	Metabolism of bile acids and formation of short-chain fatty acids (SCFAs	Additionally, a rise in BSH activity was associated with the fermentation of fibres	Decrease in cholesterol level
Akkermansia muciniphila	Short-chain fatty acid (SCFA) synthesis and degradation of mucin.	Mucins are the site where fermentation occurs.	Enhancement of lipid profile

Seguindo as indicações, os intestinos emitem pequenas quantidades de ácido. Isto equivale a um excesso estimado de 3 a 5 gm distribuído por um período de seis a dez ciclos. Neste contexto particular, o CYP7A1 funciona como uma enzima que restringe a magnitude da produção de ácidos biliares e o seu funcionamento é controlado pelo recetor de ácidos biliares farnesóide X (FXR). A acidez entero-hepática elevada estimula a ativação do FXR e suprime a função do gene CYP7A1. O CDCA é necessário para a ativação do FXR e é um ligando potente. O colesterol que não é absorvido pelo intestino delgado é transportado para o lúmen intestinal pelo ABCG5/8 e, por fim, eliminado como esteróis fecais. O recetor X do fígado (LXRI) regula ativamente este processo e funciona como um regulador crucial da expressão do ARNm do ABCG5/8. O ABCG5/8 facilita a excreção de colesterol e fitoesteróis na bílis [49,50]. Níveis elevados de ABCG5/8 levam a uma diminuição da absorção do colesterol.

A transformação do colesterol intestinal em prostanol fecal ocorre sobretudo através da atividade metabólica de bactérias anaeróbias no ambiente intestinal desprovido de oxigénio [51]. Este processo é observado não só em habitats anaeróbios naturais como as fezes animais e humanas ou os efluentes de águas residuais, mas também em ambientes criados pelo homem. Atualmente, estão a ser realizados estudos, mas os resultados são insuficientes para fornecer explicações claras sobre estas questões. À medida que a cultura se expande no meio, transforma o colesterol em coprostanol. Certas bactérias do género Bacteroides foram capazes de transformar mais de 50% do colesterol num período de 7 dias de cultura [52]. Após a descoberta desta doença, Sadzikowski et al. A razão pela qual os cientistas não foram capazes de demonstrar os efeitos redutores do colesterol de uma cultura pura destas bactérias não é clara. A estirpe ATCC 21408 foi obtida a partir do conteúdo cecal de um rato. Os cogumelos reduzem os níveis de colesterol em 21.408 unidades e também reduzem os níveis de 4-colesterol-3-1, conhecido como coprostanol. O estigmasterol, o sitosterol, o 5-androsten-17-ona, o 5-pregneno-3 e o campesterol têm a capacidade de se converter em derivados 5-hidrogenados vizinhos [53]. Além disso, a equipa de investigação descobriu que em ratos normais, a presença de espécies de Clostridium e Eubacterium diminuiu, enquanto uma quantidade significativa de colesterol foi convertida em coprostanóis através de hidrogenação. No entanto, a geração de coprostanol cessou após um período de 48 horas após o procedimento cirúrgico, e o crescimento de Eubacterium 21.408 não foi observado nos intestinos dos ratos que foram submetidos a operações adicionais [54]. Dado que a redução das bactérias não estava associada a quaisquer alterações nos níveis de pH ou Eh, é possível que tal se deva ao facto de os animais desta espécie em particular necessitarem de um microbioma distinto. A E.403 prospera exclusivamente em mutantes celulares específicos caracterizados por uma deficiência tanto em lecitina como em colesterol [55]. Para assegurar a manutenção a longo prazo, recomenda-se a incorporação de cérebro homogeneizado ou de extrato de lípidos cerebrais. Lamentavelmente, todas estas espécies foram extintas, muito provavelmente em resultado dos desafios associados à reprodução. A estirpe fúngica HL (ATCC 51.222) foi obtida a partir de efluentes de suínos através de cultura em placas de ágar lecitina modificado. O extrato demonstrou possuir qualidades que o tornam mais adequado para aplicações futuras em comparação com o isolamento original. Estas propriedades incluem a capacidade de crescer sem colesterol ou PLE, a tolerância ao oxigénio e a capacidade de cultivar culturas especiais em condições GasPak [56-58]. Foi estabelecido que um número significativo destas perturbações requer uma investigação mais aprofundada. Curiosamente, a fisiopatologia destas duas doenças é diferente. A primeira está ligada a níveis elevados de colesterol e a outras consequências relacionadas com os beta-5-esteróis, enquanto a segunda não tem esse impacto [59]. A administração de concentrações elevadas de esteróides, nomeadamente pelo menos 1,5-2 mg/ml em caldo, sugere que o colesterol não regula diretamente o desenvolvimento, mas actua antes como um recetor para o hidrogénio H5, que forma uma ligação entre o colesterol e os esteróis vegetais. A bactéria Bacteroidetes foi recentemente identificada em amostras humanas. A estirpe D8 foi obtida a partir das fezes de um homem que tomou CBA em 2007. Foi previamente demonstrado que esta estirpe tem a capacidade de converter níveis elevados de colesterol em prostanóis fecais, tal como evidenciado pela análise por cromatografia gasosa de esteróis neutros fecais. Bactérias e outros grupos taxonómicos dentro do filo Bacteroidetes [60]. No entanto, a cultura de B. O tipo Dorei não possui qualquer ação redutora do colesterol. O processo de redução do colesterol fecal prostatol pelo Tipo D8 inicia-se no terceiro dia de desenvolvimento (in vitro) e requer um total de 7 dias para terminar. Foram detectados intermediários de 4-colesterol-3-ona e coprosterona no processo de conversão do colesterol em Bacteroides spp. A estirpe Tipo D8 é capaz de converter 4-colesterol-3-ona e carboprostenol fecal em carboprostenol fecal num ambiente laboratorial. Esta é uma abordagem alternativa para sintetizar o carboprostenol utilizando fezes [61]. Através do processo de inativação de Bacteroidetes, o colesterol pode ser transformado em coprostanóis benéficos. A vitamina D8 diminui os níveis de colesterol em 0,57 miligramas por hora. Este valor excede o valor máximo anteriormente documentado utilizando E. coprostanoligenes ATCC 51.222. Este é um novo probiótico formulado com microorganismos que têm a capacidade de reduzir os níveis de colesterol. In vitro, as bactérias probióticas dos géneros Streptococcus, Bifidobacterium, Lactobacillus e Enterococcus têm a capacidade de converter o colesterol em prostanol. Não foram encontradas células de vitelo de rato liofilizadas sem glúten no meio de teste que continha proteína de levedura. Esta é a variedade exclusiva de probiótico presente no organismo. Posteriormente, foram identificados mais cinco lactobacilos, incluindo Lactobacillus acidophilus, Lactobacillus bulgaricus, e Lactobacillus casei [62]. Quando o meio de cultura contém colesterol, estas células assimilam o colesterol na bicamada fosfolipídica das suas membranas celulares. Alguns destes foram reduzidos por coprostanóis obtidos a partir de sobrenadantes de cultura e células lisadas, conforme determinado pela fluorescência da colesterol redutase. Os níveis de colesterol e prostanóis fecais foram quantificados utilizando Cromatografia Líquida de Alta Eficiência (HPLC) tanto nas amostras analíticas como nos sobrenadantes de cultura [63]. A quantidade de bactérias vivas em um único grama de fezes varia de 107 a 109. Substituir o termo "colesterol" por "coprostanol". Tipo metagenómico (MST). O microbioma humano provém normalmente de múltiplas fontes. O isolamento de bactérias é uma tarefa complexa devido ao envolvimento de várias bactérias anaeróbias, o que, por sua vez, torna o processo de isolamento, cultura e armazenamento um desafio [64].

6. CONSEQUÊNCIAS PARA A SAÚDE:

A desregulação do metabolismo do colesterol é um fator de risco significativo para as doenças cardíacas. A aterosclerose é maioritariamente atribuída a concentrações elevadas de lipoproteínas de baixa densidade, que contribuem subsequentemente para o desenvolvimento de placas ateroscleróticas. A acumulação de placas pode resultar em diminuição da circulação sanguínea, enfarte do miocárdio e acidente vascular cerebral [65]. As doenças cardiovasculares (DCV), o colesterol das lipoproteínas de alta densidade (HDL) e o colesterol das lipoproteínas de baixa densidade (LDL) contribuem significativamente para o desenvolvimento de doenças cardíacas.

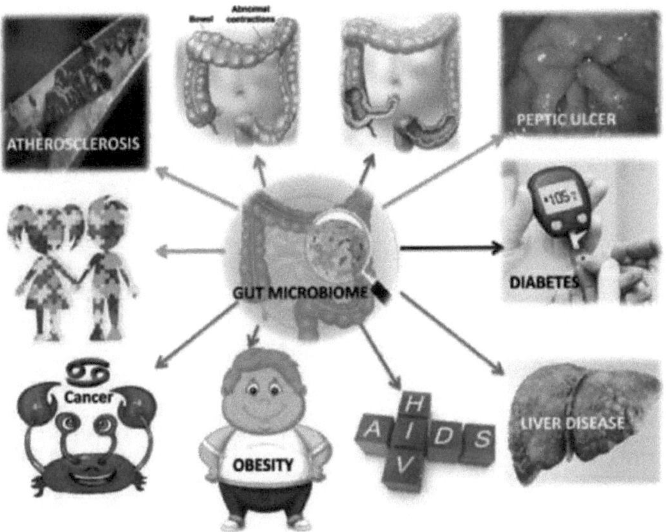

Gut microbiota and human health.

Fig.6. Consequências para a saúde do microbiota intestinal

6.1 Intervenções terapêuticas

Inibidor da PCSK9: O anticorpo monoclonal inibe a proteína convertase subtilisina/kexina 9 (PCSK9) e também aumenta a depuração do LDL [66].

Modificação da alimentação: Reduzir os níveis de colesterol e de gordura e aumentar a ingestão de fibras. Exame físico, controlo do peso, tabagismo.

Alterações no estilo de vida: Aumentar a atividade física, controlar o peso melhora o risco cardiovascular.

7. AVANÇOS NA INVESTIGAÇÃO DO MICROBIOTA INTESTINAL PARA O CONTROLO DO COLESTEROL EM HUMANOS:

As doenças cardiovasculares representam um desafio global para a saúde, sendo os níveis elevados de colesterol identificados como um dos principais factores de risco. A investigação relacionou a microbiota intestinal disbiótica com o desenvolvimento desta doença. No entanto, ainda não existe um resumo exaustivo do impacto positivo de um microbiota saudável na redução dos níveis de colesterol [67]. O colesterol é considerado um modulador crucial da sinalização celular e da condução neuronal e actua também como um precursor essencial de várias biomoléculas, incluindo as hormonas esteróides, a vitamina D, os oxisteróis e os ácidos biliares [68]. A redução dos níveis plasmáticos de CT e LDLc durante a hipercolesterolemia é extremamente útil para diminuir o risco de DCV. Estudos recentes demonstraram que as mudanças no estilo de vida, incluindo a adoção de hábitos alimentares saudáveis e a prática de exercício físico, podem servir como terapia inicial para restaurar uma microbiota intestinal saudável. Além disso, uma melhor compreensão das interações entre os micróbios do hospedeiro e os seus metabolitos pode levar ao desenvolvimento de planos nutricionais adaptados e de probióticos concebidos para tratar deficiências bacterianas específicas. A investigação também indicou que os metabolitos derivados de micróbios, como os ácidos biliares primários e secundários, os N-óxidos de trimetilamina e os ácidos gordos de cadeia curta, podem, em certa medida, desempenhar um papel no metabolismo do colesterol [69]. A terapia com estatinas tornou-se popular pelos seus efeitos hipolipemiantes, mas doses mais elevadas estão associadas a um risco acrescido de efeitos secundários hepáticos e musculares. Além disso, foi demonstrado que os componentes funcionais naturais, como os polissacáridos indigestos, os compostos fenólicos, os ácidos gordos insaturados e os fitoesteróis, promovem o crescimento dos probióticos no intestino [70]. Além disso, estes constituintes funcionais podem ser utilizados como medidas complementares para prevenir doenças cardiovasculares e certas condições inflamatórias. Têm impacto nos níveis de colesterol plasmático através da microbiota intestinal, aumentando o crescimento das estirpes produtoras de SCFA, modulando as estirpes envolvidas no metabolismo do colesterol, promovendo as estirpes produtoras de BSH e ajudando na conversão do colesterol em coprostanol [71]. O resveratrol tem sido investigado pelo seu potencial para modular a microbiota intestinal e as doenças cardiovasculares, mostrando efeitos que variam com o tempo e a dosagem. Embora o seu papel direto na ativação da SIRT1 seja ainda incerto, sugere-se que os efeitos in vivo do resveratrol sejam influenciados pela microbiota intestinal do hospedeiro. Pensa-se que as suas propriedades anti-inflamatórias resultam da inibição dos lipopolissacáridos derivados de bactérias Gram-negativas no intestino [72]. Os investigadores estão atualmente a trabalhar em várias co-terapias em combinação de estatina com probiótico, outra via interessante a explorar que pode exercer um efeito combinado de redução do colesterol, diminuindo assim as doses de estatina.

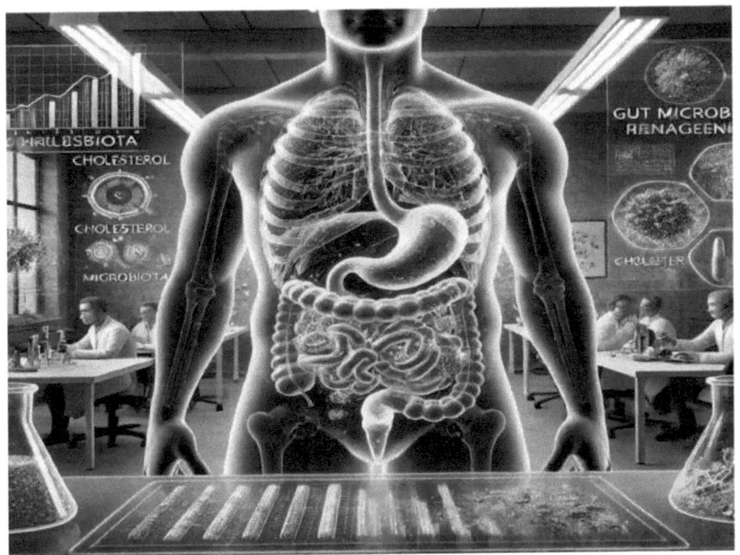

Fig.7. Avanços na microbiota intestinal

8. MICRÓBIO BENÉFICO:

8.1. Bifidobacterium:

Bifidobacterium é um género de micróbios benéficos que desempenha um papel crucial na manutenção de um microbioma intestinal saudável. Estas bactérias gram-positivas e não-móveis são abundantes no intestino humano e demonstraram ter inúmeros benefícios para a saúde. As espécies de Bifidobacterium, como B. bifidum e B. lactis, são conhecidas por melhorar a assimilação do colesterol, reduzindo a sua absorção e subsequente entrada na corrente sanguínea. Além disso, as Bifidobacterium produzem ácidos gordos de cadeia curta (SCFA) através da fermentação, o que inibe a síntese do colesterol e melhora o metabolismo da glicose. Estes micróbios benéficos também modulam o sistema imunitário, reduzindo a inflamação e melhorando a função de barreira intestinal. Além disso, a Bifidobacterium tem sido associada a uma melhor saúde mental, à redução dos sintomas da síndrome do intestino irritável (SII) e a uma melhor absorção de nutrientes. Os alimentos ricos em Bifidobacterium incluem os produtos lácteos fermentados, como o iogurte e o kefir, e os suplementos que contêm probióticos.

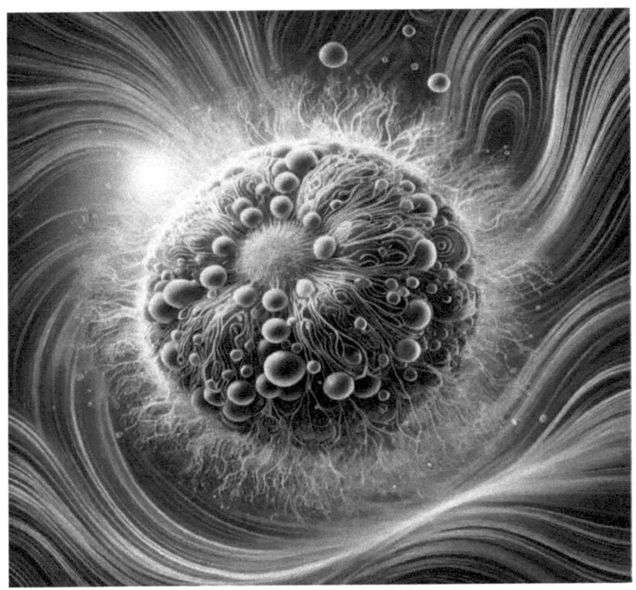

Fig.8 Micróbio benéfico

8.2. Lactobacillus:

Lactobacillus é um género de micróbios benéficos conhecido pelo seu profundo impacto na saúde humana. Estas bactérias gram-positivas, em forma de bastonete, são abundantes em alimentos fermentados e no intestino humano. As espécies de Lactobacillus, como o L. acidophilus e o L. rhamnosus, modulam o metabolismo dos ácidos biliares, melhorando a eliminação do colesterol e reduzindo a sua absorção. Produzem também ácidos gordos de cadeia curta (SCFA), que inibem a síntese do colesterol e melhoram o metabolismo da glicose. Além disso, os Lactobacillus reforçam a barreira intestinal, estimulam o sistema imunitário e reduzem a inflamação. Estes micróbios benéficos têm sido associados a uma melhor saúde digestiva, a uma melhor absorção de nutrientes e à redução dos sintomas da síndrome do intestino irritável (SII). Também foi demonstrado que o

Lactobacillus apoia o bem-estar mental, alivia os sintomas de ansiedade e depressão e promove a gestão do peso. Os alimentos ricos em Lactobacillus incluem o iogurte, o kefir, o chucrute, o kimchi e os vegetais fermentados [73].

8.3. Akkermansia muciniphila:

Akkermansia muciniphila é um micróbio benéfico que desempenha um papel crucial na manutenção de um microbioma intestinal saudável. Esta bactéria gram-negativa e anaeróbica prospera na camada mucosa do intestino, onde melhora a função de barreira intestinal e modula o sistema imunitário. Foi demonstrado que a Akkermansia muciniphila melhora o metabolismo da glicose, reduz a inflamação e regula os níveis de colesterol, reduzindo assim o risco de distúrbios metabólicos. Além disso, produz ácidos gordos de cadeia curta (SCFAs), que inibem a síntese do colesterol e melhoram a sensibilidade à insulina. Estudos também associaram a Akkermansia muciniphila ao controlo do peso, à melhoria da saúde mental e à redução dos sintomas da síndrome do intestino irritável (SII). Com a sua capacidade única de degradar as mucinas, a Akkermansia muciniphila mantém a homeostase intestinal, promovendo um microbioma equilibrado.

9. INTERVENÇÕES DIETÉTICAS NA MICROBIOTA INTESTINAL:

As intervenções dietéticas desempenham um papel crucial na modulação do microbiota intestinal, influenciando a saúde e o bem-estar geral. O consumo de alimentos ricos em prebióticos, como espargos, bananas e cebolas, promove micróbios benéficos como Bifidobacterium e Lactobacillus. Os alimentos ricos em probióticos, como o iogurte, o kefir e os legumes fermentados, introduzem diretamente os micróbios benéficos. Os alimentos ricos em polifenóis, incluindo as bagas, o chá verde e o chocolate preto, promovem a diversidade microbiana. Os ácidos gordos ómega 3 presentes nos peixes gordos, nas sementes de linhaça e nas nozes reduzem a inflamação. Uma dieta rica em fibras, com ênfase nos cereais integrais, legumes e frutas, apoia um microbioma equilibrado. A adoção de dietas à base de plantas, como a dieta mediterrânica ou DASH, tem demonstrado melhorar a saúde intestinal. A nutrição personalizada e as terapias direcionadas para o microbioma são áreas de investigação emergentes.

A) Fibra prebiótica:

Definição: Hidratos de carbono não digeríveis que alimentam os micróbios benéficos do intestino, promovendo o crescimento e a atividade.

Tipos:

1. Inulina (encontrada na chicória, alcachofras, alho)
2. Fructooligossacáridos (FOS) (encontrados nas cebolas, alho, pão de trigo)
3. Galactooligossacáridos (GOS) (encontrados em leguminosas,

vegetais)

4. Arabinogalactana (encontrada no trigo, cebolas, alho)
5. Pectina (encontrada nas maçãs, bagas e citrinos)

Benefícios:

1. Reforçar os micróbios benéficos (Bifidobacterium, Lactobacillus)
2. Melhorar a função de barreira intestinal
3. Reduzir a inflamação
4. Melhorar a função do sistema imunitário
5. Apoiar a gestão do peso
6. Melhorar a saúde mental [74]
7. Reduzir os sintomas da síndrome do intestino irritável (SII)

Fontes alimentares:

1. Espargos
2. Bananas
3. Cebolas
4. Alho
5. Pão de trigo integral
6. Maçãs
7. Bagas
8. Leguminosas (feijões, lentilhas)

Dose diária recomendada:

5-10 gramas de fibra prebiótica por dia.

Suplementos:

Disponível em pó ou em cápsulas, frequentemente combinado com probióticos.

B) Probióticos:

Definição: Microrganismos vivos que conferem benefícios para a saúde quando administrados em quantidades adequadas.

Tipos:

1. Lactobacillus (L. acidophilus, L. rhamnosus)
2. Bifidobacterium (B. bifidum, B. lactis)
3. Streptococcus (S. thermophilus)
4. Bacillus (B. coagulans)
5. Saccharomyces (S. boulardii)

Benefícios:

1. Melhorar a saúde intestinal
2. Melhorar a função do sistema imunitário
3. Reduzir os sintomas da SII (síndrome do intestino irritável)
4. Apoiar a gestão do peso
5. Melhorar a saúde mental
6. Reduzir a inflamação
7. Melhorar a tolerância à lactose
8. Apoia a saúde do trato urinário.

Fontes alimentares:

1. Iogurte (com culturas vivas)
2. Kefir
3. Legumes fermentados (chucrute, kimchi)
4. Produtos de soja fermentados (miso, tempeh)
5. Kombucha [75]
6. Queijo rico em probióticos (mozzarella, feta)

Dose diária recomendada: 1-10 mil milhões de UFC (unidades formadoras de colónias) por dia.

Suplementos:

Disponível em cápsulas, comprimidos ou em pó.

Precauções:

1. Consultar um profissional de saúde antes de tomar probióticos
2. Assegurar a armazenagem e o manuseamento adequados
3. Monitorizar os potenciais efeitos secundários (inchaço, gases)

Estirpes probióticas para benefícios de saúde específicos:

1. Lactobacillus rhamnosus GG: Apoio ao sistema imunitário
2. Bifidobacterium lactis BB-12: Saúde intestinal e alívio da SII
3. Saccharomyces boulardii: Efeitos anti-inflamatórios

C) Alimentos ricos em polifenóis:

Definição: Os polifenóis são micronutrientes repletos de antioxidantes que se encontram nos alimentos de origem vegetal.

Tipos de polifenóis:

1. Flavonóides (quercetina, kaempferol)
2. Ácidos fenólicos (ácido elágico, ácido ferúlico)
3. Lignanos (resveratrol)
4. Estilbenos (resveratrol)
5. Taninos

Alimentos ricos em polifenóis:

1. **Frutos:**
    - Bagas (mirtilos, morangos, framboesas)
    - Maçãs
    - Uvas
    - Romãs
    - Citrinos (laranjas, limões)

2. **Legumes:**
    - Folhas verdes (espinafres, couves)
    - Vegetais crucíferos (brócolos, couve-flor)
    - Cenouras
    - Batatas doces

3. **Frutos secos e sementes:**
   - Amêndoas
   - Nozes
   - Sementes de chia
   - Sementes de linhaça

4. **Cereais integrais:**
   - Quinoa
   - Arroz integral
   - Pão de trigo integral

5. **Leguminosas:**
   - Lentilhas
   - Grão-de-bico
   - Feijão preto

6. **Bebidas:**
   - Chá verde
   - Chá preto
   - Café
   - Vinho tinto (consumo moderado)

7. **Ervas aromáticas e especiarias:**
   - Cúrcuma
   - Gengibre
   - Canela.

Benefícios para a saúde:

1. Efeitos antioxidantes e anti-inflamatórios
2. Saúde cardiovascular
3. Efeitos neuroprotectores
4. Propriedades anti-cancerígenas
5. Apoio ao sistema imunitário
6. Saúde digestiva
7. Gestão do peso

Dose diária recomendada:

O objetivo é obter 1 000-3 000 mg de polifenóis por dia [76].

Sugestões:

1. Consumir uma variedade de alimentos ricos em polifenóis.
2. Escolha alimentos integrais em vez de suplementos.
3. Cozinhar e processar minimamente os alimentos.
4. Beber regularmente bebidas ricas em polifenóis.

D) Alimentos ricos em fibras:

Definição: A fibra alimentar é um tipo de hidrato de carbono que não é facilmente decomposto pelo organismo e ajuda a promover a saúde digestiva.

Tipos de fibras:

1. **Fibra solúvel (dissolve-se na água):** Aveia, cevada, frutas, legumes, leguminosas
2. **Fibra insolúvel (não se dissolve na água):** Cereais integrais, sementes, nozes, cascas de vegetais

Alimentos ricos em fibras:

Frutos:

1. Abacate (10,5 g por 1 chávena)
2. Bagas (framboesas, morangos, mirtilos)
3. Maçãs (4,5 g por 1 média)
4. Bananas (3,5 g por 1 média)
5. Laranjas (2,9 g por 1 média)

Legumes:

1. Alcachofras (10,3 g por 1 média)
2. Ervilhas (9,1 g por 1 chávena)
3. Brócolos (5,1 g por 1 chávena)
4. Cenouras (3,7 g por 1 chávena)
5. Couves-de-bruxelas (5,6 g por 1 chávena)

Leguminosas:

1. Lentilhas (15,6 g por 1 chávena)
2. Grão-de-bico (12,5 g por 1 chávena)

3. Feijão preto (9,5 g por 1 chávena)
4. Feijão vermelho (8,2 g por 1 chávena)
5. Feijão-de-lima (9,5 g por 1 chávena)

Cereais integrais:

1. Pão integral (3,8 g por fatia)
2. Arroz integral (3,5 g por 1 chávena)
3. Quinoa (5,2 g por 1 chávena)
4. Aveia (4g por 1 chávena)
5. Massa de cereais integrais (4 g por 1 chávena)

Frutos secos e sementes:

1. Amêndoas (3,5 g por 1 grama)
2. Sementes de chia (10,6 g por 1 onça)
3. Sementes de linhaça (7,8 g por 1 onça)
4. Sementes de abóbora (1,7 g por 1 onça)
5. Sementes de girassol (3,9 g por 1 onça)

Benefícios para a saúde:

1. Favorece a regularidade dos movimentos intestinais
2. Reduz os níveis de colesterol
3. Ajuda na gestão do peso
4. Apoia níveis saudáveis de açúcar no sangue
5. Reduz a inflamação

Dose diária recomendada:

25-30 gramas por dia para adultos.

Sugestões:

1. Aumentar gradualmente a ingestão de fibras.
2. Beber muita água.
3. Escolha alimentos integrais em vez de suplementos.
4. Cozinhar e processar minimamente os alimentos.

E) Dieta à base de plantas:

Definição: Uma dieta que se concentra em alimentos vegetais inteiros e minimamente processados, excluindo ou minimizando os produtos de origem animal.

Benefícios:

1. Redução do risco de doença cardíaca e acidente vascular cerebral
2. Menor risco de certos cancros (cólon, mama, próstata)
3. Perda de peso e melhor gestão do peso
4. Melhoria da saúde intestinal e da função imunitária
5. Redução da inflamação e do stress oxidativo
6. Menor impacto ambiental.

Componentes principais:

1. Frutas (objetivo: 5 porções/dia)
2. Legumes (objetivo: 5 porções/dia)

3. Cereais integrais (arroz integral, quinoa, trigo integral)
4. Leguminosas (lentilhas, grão-de-bico, feijão preto)
5. Frutos secos e sementes (amêndoas, sementes de chia, sementes de linhaça)
6. Gorduras saudáveis (abacate, azeite)
7. Fontes de proteínas de origem vegetal (tofu, tempeh, seitan).

Tipos de dietas à base de plantas:

1. **Vegan:** Exclui todos os produtos de origem animal
2. **Vegetariano:** Inclui lacticínios e ovos
3. **Flexitariano:** Principalmente à base de plantas com consumo ocasional de carne
4. **Pescatariano:** Inclui peixe e marisco [77].

Alimentos a realçar:

1. Vegetais de folha (espinafres, couves, couves-galegas)
2. Vegetais crucíferos (brócolos, couve-flor, couve-de-bruxelas)
3. Bagas (mirtilos, morangos, framboesas)
4. Leguminosas (lentilhas, grão-de-bico, feijão preto)
5. Cereais integrais (quinoa, arroz integral, trigo integral).

Alimentos a limitar ou evitar:

1. Carnes transformadas (cachorros quentes, salsichas)
2. Grãos refinados (pão branco, cereais açucarados)
3. Açúcares adicionados (refrigerantes, doces)
4. Gorduras saturadas e trans (manteiga, banha de porco)
5. Alimentos ricos em sódio (snacks processados)

Considerações sobre os nutrientes:

1. **Proteínas**: Leguminosas, feijões, lentilhas, tofu
2. **Ferro:** Verduras de folha escura, feijões, lentilhas
3. **Cálcio:** Leite vegetal fortificado, folhas verdes escuras
4. **Vitamina B12:** Leite vegetal fortificado, suplementos
5. **Ácidos gordos ómega 3:** Nozes, sementes de chia, sementes de linhaça [78].

10. CONCLUSÃO

O metabolismo do colesterol é um processo complexo e vital, crucial para a manutenção da função celular e da saúde em geral. A compreensão dos mecanismos de síntese, transporte, regulação e excreção do colesterol é essencial para o desenvolvimento de estratégias eficazes para gerir a dislipidemia e reduzir o risco de doenças cardiovasculares. Através de uma combinação de intervenções farmacológicas e modificações do estilo de vida, é possível manter níveis saudáveis de colesterol e promover a saúde cardiovascular. A disbiose intestinal é um fator de risco para processos fisiopatológicos dependentes do colesterol e representa um mecanismo subtil e hábil de desenvolvimento de doenças. Estes processos afectam direta e indiretamente a saúde humana. Particularmente nas doenças cardiovasculares, os níveis de colesterol mau estimulam a produção de lipoproteínas de baixa densidade oxidadas, o que promove a formação e o desenvolvimento de placas ateroscleróticas. Há cada vez mais provas de que um microbioma intestinal saudável desempenha um papel na redução dos níveis de colesterol através de uma variedade de mecanismos, pelo que é necessário estudar os mecanismos exactos pelos quais este objetivo é alcançado. Os futuros ensaios clínicos e os resultados correspondentes fornecerão mais informações sobre os tratamentos para as doenças cardíacas causadas por níveis elevados de colesterol no sangue. Além disso, uma importante área de investigação é a interação de ingredientes activos naturais e a redução do colesterol na microflora intestinal. Uma melhor compreensão dos mecanismos pelos quais o microbiota intestinal reduz os níveis de colesterol é cientificamente muito interessante e abre novas oportunidades para a prevenção de doenças cardiovasculares. São necessárias investigações futuras para fornecer provas que aumentem a nossa compreensão sobre as vias da relação entre o microbiota intestinal e a redução do colesterol, e para explorar e identificar estratégias de prevenção e melhor tratamento [79]. O papel do microbiota intestinal é crucial para a manutenção da saúde humana. Vários estudos têm afirmado o papel do microbiota intestinal na gestão de perturbações metabólicas e mentais, bem como de doenças do sistema cardiovascular e do sistema nervoso autoimune. Em geral, o microbiota intestinal está envolvido na transmissão de funções específicas no metabolismo de medicamentos e nutrientes do hospedeiro, na proteção contra determinados agentes patogénicos, na manutenção da integridade estrutural da membrana da mucosa intestinal e na imunomodulação. Geralmente dividem-se em Bacteroidetes e Firmicutes. O microbiota intestinal influencia muitas áreas da saúde humana, desde a imunidade inata até ao apetite e ao metabolismo energético. Alguns estudos investigaram recentemente o papel vital do microbiota intestinal no metabolismo do colesterol, possivelmente através de cinco mecanismos diferentes: alteração do rácio de ácidos biliares livres para ácidos biliares conjugados; fermentação da fibra alimentar para produzir ácidos gordos de cadeia curta que podem inibir a síntese do colesterol; expressão genética mediada pelo microbiota para o metabolismo do colesterol; conversão do colesterol em coprostanol de baixa absorção; e redução do colesterol sanguíneo através da inibição dos lipopolissacáridos. Este capítulo resume principalmente o possível efeito do microbiota intestinal comum na gestão do metabolismo do colesterol. Explora a viabilidade de outros micróbios intestinais e dos seus metabolitos para o desenvolvimento de um agente terapêutico para o tratamento e gestão de doenças associadas ao colesterol.

11. REFERÊNCIAS

[1] G. Gibiino, G. Ianiro, G. Cammarota, e A. Gasbarrini, "The gut microbiota: its anatomy and physiology over a lifetime, "*Minerva Gastroenterology,* vol. 63, no. 4, Sep. 2017, doi: 10.23736/S1121-421X.17.02405-9.

[2] I. Sekirov, S. L. Russell, L. Caetano, M. Antunes, e B. B. Finlay, "Gut Microbiota in Health and Disease," 2010, doi: 10.1152/physrev.00045.2009.-Gut.

[3] K. J. Pflughoeft e J. Versalovic, "Human microbiome in health and disease," *Annual Review of Pathology: Mechanisms of Disease*, vol. 7. pp. 99-122, 2012. doi: 10.1146/annurev-pathol-011811-132421.

[4] I. Sekirov, S. L. Russell, L. C. M. Antunes, e B. B. Finlay, "Gut Microbiota in Health and Disease," *Physiol Rev,* vol. 90, no. 3, pp. 859-904, Jul. 2010, doi: 10.1152/physrev.00045.2009.

[5] A. M. Valdes, J. Walter, E. Segal, e T. D. Spector, "Role of the gut microbiota in nutrition and health," *BMJ (Online),* vol. 361, pp. 36-44, 2018, doi: 10.1136/bmj.k2179.

[6] M. C. Arrieta, L. T. Stiemsma, N. Amenyogbe, E. Brown e B. Finlay, "O microbioma intestinal no início da vida: saúde e doença", *Frontiers in Immunology,* vol. 5, no. AUG. 2014. doi: 10.3389/fimmu.2014.00427.

[7] F. Karlsson, V. Tremaroli, J. Nielsen, and F. Backhed, "Assessing the human gut microbiota in metabolic diseases," *Diabetes,* vol. 62, no. 10. pp. 3341-3349, Oct. 2013. doi: 10.2337/db13-0844.

[8] J. K. Nicholson *et al.*, "Host-gut microbiota metabolic interactions," *Science,* vol. 336, no. 6086. Associação Americana para o Avanço da Ciência, pp. 12621267, 08 de junho de 2012. doi: 10.1126/science.1223813.

[9] E. Thursby e N. Juge, "Introduction to the human gut microbiota," *Biochemical Journal,* vol. 474, no. 11. Portland Press Ltd, pp. 1823-1836, 01 de junho de 2017. doi: 10.1042/BCJ20160510.

[10] S. M. Jandhyala, R. Talukdar, C. Subramanyam, H. Vuyyuru, M. Sasikala, and D. N. Reddy, "Role of the normal gut microbiota," *World J Gastroenterol,* vol. 21, no. 29, pp. 8836-8847, Aug. 2015, doi:

10.3748/wjg.v21.i29.8787.

[11] H. Wu, X. Chen, S. Zhang e J. Li, "Microbiota intestinal, o potencial medicamento biológico para prevenção, intervenção e sensibilização de drogas para combater doenças", *Nutrientes,* vol. 14, no. 20. MDPI, 01 de outubro de 2022. doi: 10.3390/nu14204220.

[12] I. Rowland *et al.,* "Gut microbiota functions: metabolism of nutrients and other food components," *European Journal of Nutrition,* vol. 57, no. 1. Dr. Dietrich Steinkopff Verlag GmbH and Co. KG, 01 de fevereiro de 2018. doi: 10.1007/s00394-017- 1445-8.

[13] A. L. Goodman *et al.,* "Identifying Genetic Determinants Needed to Establish a Human Gut Symbiont in Its Habitat," *Cell Host Microbe,* vol. 6, no. 3, pp. 279289, Sep. 2009, doi: 10.1016/j.chom.2009.08.003.

[14] S. Tochitani, "Vertical transmission of gut microbiota: Pontos de ação de fatores ambientais que influenciam o desenvolvimento do cérebro ", *Neuroscience Research,* vol. 168. Elsevier Ireland Ltd, pp. 83-94, 01 de julho de 2021. doi: 10.1016/j.neures.2020.11.006.

[15] H. M. Blottiere, B. Buecher, J.-P Galmiche, e C. Cherbut, "Molecular analysis of the effect of short-chain fatty acids on intestinal cell proliferation," *Proceedings of the Nutrition Society,* vol. 62, no. 1, pp. 101-106, Feb. 2003, doi: 10.1079/pns2002215.

[16] J. M. Campbell, G. C. Fahey, e B. W. Wolf, "Nutrient Metabolism Selected Indigestible Oligosaccharides Affect Large Bowel Mass, Cecal and Fecal ShortChain Fatty Acids, pH and Microflora in Rats 1,2," 1997. [Online]. Disponível: https://academic.oup.com/jn/article-abstract/127/1/130/4728696

[17] E. B. Hollister, C. Gao, and J. Versalovic, "Compositional and functional features of the gastrointestinal microbiome and their effects on human health," *Gastroenterology,* vol. 146, no. 6, pp. 1449-1458, 2014, doi: 10.1053/j.gastro.2014.01.052.

[18] *Produtos químicos ambientais, o microbioma humano e o risco para a saúde: uma estratégia de pesquisa.* National Academies Press, 2018. doi: 10.17226/24960.

[19] A. Larabi, N. Barnich e H. T. T. Nguyen, "Novos insights sobre a interação entre autofagia, microbiota intestinal e respostas inflamatórias na DII", *Autofagia,* vol. 16, no. 1. Taylor and Francis Inc., pp. 38-51,

02 de janeiro de 2020. doi: 10.1080/15548627.2019.1635384.

[20] V. Mai and P. V. Draganov, "Recent advances and remaining gaps in our knowledge of associations between gut microbiota and human health," *World J Gastroenterol,* vol. 15, no. 1, pp. 81-85, Jan. 2009, doi: 10.3748/wjg.15.81.

[21] H. Raskov, J. Burcharth, e H. C. Pommergaard, "Linking gut microbiota to colorectal cancer," *J Cancer,* vol. 8, no. 17, pp. 3378-3395, 2017, doi: 10.7150/jca.20497.

[22] A. Rivière, M. Selak, D. Lantin, F. Leroy, e L. De Vuyst, "Bifidobacteria and butyrate-producing colon bacteria: Importance and strategies for their stimulation in the human gut," *Frontiers in Microbiology,* vol. 7, no. JUN. Frontiers Research Foundation, 2016. doi: 10.3389/fmicb.2016.00979.

[23] E. M. Brown, J. Clardy, e R. J. Xavier, "Gut microbiome lipid metabolism and its impact on host physiology," *Cell Host and Microbe,* vol. 31, no. 2. Cell Press, pp. 173-186, 08 de fevereiro de 2023. doi: 10.1016/j.chom.2023.01.009.

[24] J. Luo, H. Yang, e B. L. Song, "Mechanisms and regulation of cholesterol homeostasis," *Nature Reviews Molecular Cell Biology,* vol. 21, no. 4. Nature Research, pp. 225-245, 01 de abril de 2020. doi: 10.1038/s41580-019-0190-7.

[25] C. Huttenhower *et al.,* "Structure, function and diversity of the healthy human microbiome," *Nature*, vol. 486, no. 7402, pp. 207-214, Jun. 2012, doi: 10.1038/nature11234.

[26] C. Juste e P. Gérard, "Cholesterol-to-coprostanol conversion by the gut microbiota: What we know, suspect, and ignore," *Microorganisms,* vol. 9, no. 9, Sep. 2021, doi: 10.3390/microorganisms9091881.

[27] A. R. Tall e L. Yvan-Charvet, "Cholesterol, inflammation and innate immunity," *Nature Reviews Immunology,* vol. 15, no. 2. Nature Publishing Group, pp. 104-116, 23 de janeiro de 2015. doi: 10.1038/nri3793.

[28] J. L. Goldstein e M. S. Brown, "A century of cholesterol and coronaries: From plaques to genes to statins," *Cell*, vol. 161, no. 1. Cell Press, pp. 161-172, 26 de março de 2015. doi: 10.1016/j.cell.2015.01.036.

[29] S. Barquera *et al.,* "Global Overview of the Epidemiology of Atherosclerotic Cardiovascular Disease," *Archives of Medical Research,* vol. 46, no. 5. Elsevier Inc., pp. 328-338, Jul. 01, 2015. doi: 10.1016/j.arcmed.2015.06.006.

[30] J. J. Maher, P. Leon, e J. C. Ryan, "Beyond insulin resistance: Innate immunity in nonalcoholic steatohepatitis," *Hepatology,* vol. 48, no. 2. pp. 670-678, Aug
2008. doi: 10.1002/hep.22399.

[31] J. Cai, B. Rimal, C. Jiang, J. Y. L. Chiang, e A. D. Patterson, "Bile acid metabolism and signaling, the microbiota, and metabolic disease 1," 2022.

[32] M. Vourakis, G. Mayer e G. Rousseau, "O papel da microbiota intestinal no metabolismo do colesterol na aterosclerose", *International Journal of Molecular Sciences,* vol. 22, no. 15. MDPI, 01 de agosto de 2021. doi: 10.3390/ijms22158074.

[33] H. Zeng, S. Umar, B. Rust, D. Lazarova, e M. Bordonaro, "Secondary bile acids and short chain fatty acids in the colon: A focus on colonic microbiome, cell proliferation, inflammation, and cancer," *International Journal of Molecular Sciences,* vol. 20, no. 5. MDPI AG, Mar. 01, 2019. doi: 10.3390/ijms20051214.

[34] M. S. Brown e J. L. Goldstein, "Cholesterol feedback: From Schoenheimer's bottle to Scap's MELADL," *Journal of LipidResearch,* vol. 50, no. SUPPL. Apr
2009. doi: 10.1194/jlr.R800054-JLR200.

[35] M. Miller *et al.*, "Triglycerides and cardiovascular disease: A scientific statement from the American Heart Association," *Circulation,* vol. 123, no. 20, pp. 22922333, maio de 2011, doi: 10.1161/CIR.0b013e3182160726.

[36] J. M. Dietschy e S. D. Turley, "Cholesterol metabolism in the central nervous system during early development and in the mature animal," *Journal of Lipid Research,* vol. 45, no. 8. Lipid Research Inc., pp. 1375-1397, 2004. doi: 10.1194/jlr.R400004-JLR200.

[37] M. Thangaraju *et al.*, "GPFM 09A is a G-protein-coupled recetor for the bacterial fermentation product butyrate and functions as a tumor suppressor in colon," *Cancer Res,* vol. 69, no. 7, pp. 2826-2832, Apr.

2009, doi: 10.1158/0008- 5472.CAN-08-4466.

[38] A. K. Patel, R. R. Singhania, A. Pandey, e S. B. Chincholkar, "Probiotic bile salt hydrolase: Current developments and perspectives," *Applied Biochemistry and Biotechnology,* vol. 162, no. 1. pp. 166-180, Sep. 2010. doi: 10.1007/s12010- 009-8738-1.

[39] C. W. Ko, J. Qu, D. D. Black, e P. Tso, "Regulation of intestinal lipid metabolism: current concepts and relevance to disease," *Nature Reviews Gastroenterology and Hepatology,* vol. 17, no. 3. Nature Research, pp. 169-183, 01 de março de 2020. doi: 10.1038/s41575-019-0250-7.

[40] N. Arpaia *et al.,* "Metabolites produced by commensal bacteria promote peripheral regulatory T-cell generation," *Nature,* vol. 504, no. 7480, pp. 451-455, 2013, doi: 10.1038/nature12726.

[41] Z. Huang e V. B. Kraus, "A inflamação mediada por lipopolissacarídeos tem um papel na OA?", *Nature Reviews Rheumatology,* vol. 12, no. 2. Nature Publishing Group, pp. 123-129, 01 de fevereiro de 2016. doi: 10.1038/nrrheum.2015.158.

[42] Z. Gao, B. Guo, R. Gao, Q. Zhu, e H. Qin, "A disbiose da microbiota está associada ao cancro colorrectal," *Front Microbiol,* vol. 6, no. FEB, 2015, doi: 10.3389/fmicb.2015.00020.

[43] H. Zeng, S. L. Ishaq, Z. Liu e M. R. Bukowski, "A formação de criptas aberrantes no cólon acompanha um aumento de bactérias patogénicas oportunistas em ratos C57BL/6 alimentados com uma dieta rica em gordura," *Journal of Nutritional Biochemistry,* vol. 54, pp. 18-27, Abr. 2018, doi: 10.1016/j.jnutbio.2017.11.001.

[44] A. Rivière, M. Selak, D. Lantin, F. Leroy, e L. De Vuyst, "Bifidobacteria and butyrate-producing colon bacteria: Importance and strategies for their stimulation in the human gut," Frontiers in Microbiology, vol. 7, no. JUN. Frontiers Research Foundation, 2016. Doi: 10.3389/fmicb.2016.00979.

[45] E. M. Brown, J. Clardy, e R. J. Xavier, "Gut microbiome lipid metabolism and its impact on host physiology," Cell Host and Microbe, vol. 31, no. 2. Cell Press, pp. 173-186, 08 de fevereiro de 2023. Doi: 10.1016/j.chom.2023.01.009.

[46] J. Luo, H. Yang, e B. L. Song, "Mechanisms and regulation of cholesterol homeostasis," Nature Reviews Molecular Cell Biology, vol. 21, no. 4. Nature Research, pp. 225-245, 01 de abril de 2020. Doi: 10.1038/s41580-019-0190-7.

[47] C. Huttenhower et al., "Structure, function and diversity of the healthy human microbiome," Nature, vol. 486, no. 7402, pp. 207-214, Jun. 2012, doi: 10.1038/nature11234.

[48] C. Juste e P. Gérard, "Cholesterol-to-coprostanol conversion by the gut microbiota: What we know, suspect, and ignore," Microorganisms, vol. 9, no. 9, Sep. 2021, doi: 10.3390/microorganisms9091881.

[49] A. R. Tall e L. Yvan-Charvet, "Cholesterol, inflammation and innate immunity," Nature Reviews Immunology, vol. 15, no. 2. Nature Publishing Group, pp. 104-116, 23 de janeiro de 2015. Doi: 10.1038/nri3793.

[50] J. L. Goldstein e M. S. Brown, "A century of cholesterol and coronaries: From plaques to genes to statins," Cell, vol. 161, no. 1. Cell Press, pp. 161-172, 26 de março de 2015. Doi: 10.1016/j.cell.2015.01.036.

[51] S. Barquera et al., "Global Overview of the Epidemiology of Atherosclerotic Cardiovascular Disease," Archives of Medical Research, vol. 46, no. 5. Elsevier Inc., pp. 328-338, 01 de julho de 2015. Doi: 10.1016/j.arcmed.2015.06.006.

[52] J. J. Maher, P. Leon, e J. C. Ryan, "Beyond insulin resistance: Innate immunity in nonalcoholic steatohepatitis," Hepatology, vol. 48, no. 2. Pp. 670-678, agosto.
2008. Doi: 10.1002/hep.22399.

[53] M. Vourakis, G. Mayer e G. Rousseau, "O papel da microbiota intestinal no metabolismo do colesterol na aterosclerose", International Journal of Molecular Sciences, vol. 22, no. 15. MDPI, 01 de agosto de 2021. Doi: 10.3390/ijms22158074.

[54] H. Zeng, S. Umar, B. Rust, D. Lazarova, e M. Bordonaro, "Secondary bile acids and short chain fatty acids in the colon: A focus on colonic microbiome, cell proliferation, inflammation, and cancer," International Journal of Molecular Sciences, vol. 20, no. 5. MDPI AG, Mar. 01, 2019. Doi: 10.3390/ijms20051214.

[55] M. S. Brown e J. L. Goldstein, "Cholesterol feedback: From Schoenheimer's bottle to Scap's MELADL," Journal of Lipid Research, vol. 50, no. SUPPL. Abr.
2009. Doi: 10.1194/jlr.R800054-JLR200.

[56] M. Miller et al., "Triglycerides and cardiovascular disease: A scientific statement from the American Heart Association," Circulation, vol. 123, no. 20, pp. 22922333, maio de 2011, doi: 10.1161/CIR.0b013e3182160726.

[57] J. M. Dietschy e S. D. Turley, "Cholesterol metabolism in the central nervous system during early development and in the mature animal," Journal of Lipid Research, vol. 45, no. 8. Lipid Research Inc., pp. 1375-1397, 2004. Doi: 10.1194/jlr.R400004-JLR200.

[58] M. Thangaraju et al., "GPFM 09A is a G-protein-coupled recetor for the bacterial fermentation product butyrate and functions as a tumor suppressor in colon," Cancer Res, vol. 69, no. 7, pp. 2826-2832, Apr. 2009, doi: 10.1158/0008- 5472.CAN-08-4466.

[59] A. K. Patel, R. R. Singhania, A. Pandey, e S. B. Chincholkar, "Probiotic bile salt hydrolase: Current developments and perspectives," Applied Biochemistry and Biotechnology, vol. 162, no. 1. Pp. 166-180, Sep. 2010. Doi: 10.1007/s12010-009-8738-1.

[60] C. W. Ko, J. Qu, D. D. Black, e P. Tso, "Regulation of intestinal lipid metabolism: current concepts and relevance to disease," Nature Reviews Gastroenterology and Hepatology, vol. 17, no. 3. Nature Research, pp. 169-183, 01 de março de 2020. Doi: 10.1038/s41575-019-0250-7.

[61] N. Arpaia et al., "Metabolites produced by commensal bacteria promote peripheral regulatory T-cell generation," Nature, vol. 504, no. 7480, pp. 451-455, 2013, doi: 10.1038/nature12726.

[62] Z. Huang e V. B. Kraus, "Does lipopolysaccharide-mediated inflammation have a role in OA?", Nature Reviews Rheumatology, vol. 12, no. 2. Nature Publishing Group, pp. 123-129, 01 de fevereiro de 2016. Doi: 10.1038/nrrheum.2015.158.

[63] Z. Gao, B. Guo, R. Gao, Q. Zhu, e H. Qin, "A disbiose da microbiota está associada ao cancro colorrectal," Front Microbiol, vol. 6, no. FEB, 2015, doi: 10.3389/fmicb.2015.00020.

[64] H. Zeng, S. L. Ishaq, Z. Liu, e M. R. Bukowski, "A formação de criptas aberrantes no cólon acompanha um aumento de bactérias patogénicas oportunistas em ratos C57BL/6 alimentados com uma dieta rica em gordura," Journal of Nutritional Biochemistry, vol. 54, pp. 18-27, Abr. 2018, doi: 10.1016/j.jnutbio.2017.11.001.

[65] A. L. Catapano et al., "Combination therapy in dyslipidemia: Where are we now?", Atherosclerosis, vol. 237, no. 1. Elsevier Ireland Ltd, pp. 319-335, 01 de novembro de 2014. Doi: 10.1016/j.atherosclerosis.2014.09.026.

[66] M. Canyelles, C. Borràs, N. Rotllan, M. Tondo, J. C. Escolà-Gil e F. Blanco-Vaca, "Gut Microbiota-Derived TMAO: A Causal Fator Promoting Atherosclerotic Cardiovascular Disease?", International Journal of Molecular Sciences, vol. 24, no. 3. MDPI, 01 de fevereiro de 2023. Doi: 10.3390/ijms24031940.

[67] R. Villette *et al.,* "Unraveling Host-Gut Microbiota Dialogue and Its Impact on Cholesterol Levels", *Front Pharmacol,* vol. 11, no. abril, pp. 1-15, 2020, doi: 10.3389/fphar.2020.00278.

[68] R. RAMACHANDRAN, "Cholesterol-chomping gutter bacteria can reduce risk of heart attack", *Science (1979),* 2024.

[69] M. Vourakis, G. Mayer e G. Rousseau, "O papel da microbiota intestinal no metabolismo do colesterol na aterosclerose", *Int JMol Sci,* vol. 22, n.º 15, 2021, doi: 10.3390/ijms22158074.

[70] K. Hou *et al.*, "Microbiota in health and diseases," *Signal Transduct Target Ther,* vol. 7, no. 1, p. 135, 2022, doi: 10.1038/s41392-022-00974-4.

[71] C. Deng, J. Pan, H. Zhu, e Z. Y. Chen, "Effect of Gut Microbiota on Blood Cholesterol: A Review on Mechanisms," *Foods,* vol. 12, no. 23, 2023, doi: 10.3390/foods12234308.

[72] V. Prakash, C. Bose, D. Sunilkumar, R. M. Cherian, S. S. Thomas, e B. G. Nair, "Resveratrol as a Promising Nutraceutical: Implications in Gut Microbiota Modulation, Inflammatory Disorders, and Colorectal Cancer," *International Journal of Molecular Sciences,* vol. 25, no. 6. Multidisciplinary Digital Publishing Institute (MDPI), Mar. 01, 2024. doi: 10.3390/ijms25063370.

[73] Sanders et al. (2019). Probióticos para a saúde humana: Uma revisão sistemática. Nutrientes, 11(11), 2531.

[74] Ringel-Kulka et al. (2015). Lactobacillus acidophilus NCFM modula o sistema imunitário. Jornal de Gastroenterologia Clínica, 49(6), 512-520.

[75] Zamora-Ros et al. (2013). Ingestão de polifenóis na dieta e risco de doenças cardiovasculares
d isease. American Journal of Clinical Nutrition, 98(3), 682-691.

[77] Del Rio et al. (2013). Polifenóis dietéticos e saúde humana. Oxidative Medicine and Cellular Longevity, 2013, 1-15.

[78] Anderson et al. (2009). Health benefits of dietary fiber (Benefícios da fibra alimentar para a saúde). Nutrition Reviews, 67(4), 188-205.

[79] Slavin et al. (2013). Fibra e saciedade: The effects of fiber on hunger and fullness (Os efeitos da fibra na fome e na saciedade). Nutrition and Cancer, 65(4), 532-539.

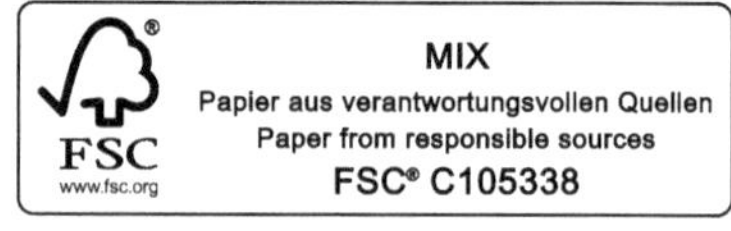

Printed by Books on Demand GmbH, Norderstedt / Germany